AF330019

APPERÇU GÉNÉRAL,

APPUYÉ DE QUELQUES FAITS,

Sur l'origine et le sujet de la médecine légale;

PAR P. SUE.

.... Non leviculæ difficultates se trudunt, quarum intuitu tùm integræ facultates medicæ, tùm archiatri ac physici a judiciis sivè civilibus, sivè ecclesiasticis, sivè criminalibus, sæpè consuli, eorumque relationes et judicia requiri solent.
Valent. (Mich. Bernh.) *Pandectæ medico-legales.* Introduct.

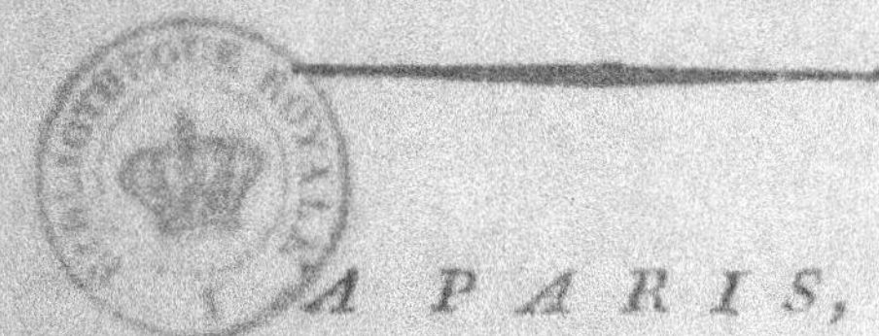

A PARIS,

De l'Imprimerie de la SOCIÉTÉ DE MÉDECINE,
rue d'Argenteuil, N°. 211.

AN VIII DE LA RÉPUBLIQUE.

APPERÇU GÉNÉRAL,

APPUYÉ DE QUELQUES FAITS,

Sur l'origine et le sujet de la médecine légale.

Lu à la 5e. séance publique de la Société de Médecine, du 22 pluviôse an VIII ; par le citoyen Sue aîné, ancien président et ex-secrétaire-général de la Société, Professeur et Bibliothécaire de l'École de Médecine de Paris, etc.

C E n'est pas seulement dans leurs maladies, que la médecine prête aux hommes une main secourable. Prévenir, soulager, ou guérir ces désordres physiques, voilà sans doute une des plus belles et des plus utiles fonctions de l'homme de l'art ; mais ses connoissances ont souvent une application non moins utile dans l'ordre moral, et il se rencontre tous les jours, en justice, des circonstances, où l'accord des loix avec les principes physiologiques et médicinaux devient absolument nécessaire.

A 2

Appellés auprès des magistrats pour les aider, par les preuves tirées de l'anatomie et de la médecine, à découvrir la vérité ; consultés quelquefois par les législateurs eux-mêmes, sur-tout lorsqu'il s'agit d'établir un code criminel, dont les peines soient proportionnées à ce que peut supporter l'économie animale ; combien de fois, nos rapports n'ont-ils pas, dans le premier cas, fait pencher la balance, et contribué à distinguer l'innocent du coupable ; et dans le second cas, rassuré le citoyen paisible qu'alarmoit l'indécision fâcheuse, ou la sévérité trop prévoyante des loix criminelles ? Combien de fois, à l'égard de la vie et de la mort, qui se touchent de si près, la physiologie et la médecine n'ont-elles pas concouru à dissiper les doutes, en assignant les termes de l'une, et en éclaircissant les causes et le commencement de l'autre ?

Un court exposé de l'origine de la médecine légale, un tableau succint des sujets les plus importans dont elle s'occupe, appuyé de quelques faits, feront sentir l'importance des vérités, que nous venons d'énoncer.

Il seroit d'abord aussi difficile que ridicule de chercher à établir chez quels peuples, en quel tems, les tribunaux ont adopté le salutaire usage de déférer aux médecins la décision des questions qui sont de leur compétence. Un fait certain, c'est que la médecine légale appartient à tous les tems, à tous les pays. Cependant il est bon d'observer que la pureté des mœurs anciennes rendoit à-peuprès inutile une science, dont les documens tendent presque tous à les redresser. Dans ces tems heureux, les différens crimes, qui ont forcé par la suite de rédiger un code criminel, étant à peine connus, le ministère des gens de l'art devenoit inutile pour les constater. Les loix civiles elles-mêmes étant bien moins multipliées, elles prêtoient aussi moins aux doutes et aux incertitudes sur la naissance, la vie et la mort des citoyens. Le respect religieux qu'on avoit alors pour les cadavres ne permettoit pas d'y chercher la cause de la mort, ensorte que le tombeau ensevelissoit pour toujours le crime et ses traces.

Attribuons donc à l'établissement du code pénal, à la multiplication des loix civiles, la véritable origine de la médecine légale. Puisque la conviction sur le genre des maladies, sur l'état des blessures, et sur la cause de la mort, soit volontaire, soit involontaire, ne peut sortir que des lumières de celui qui a l'habitude de chercher et de découvrir les secrets de la nature au lit des malades, sur le

champ de bataille , et par l'ouverture des cadavres , l'application de la médecine, dans les
matières civiles et criminelles , et plus parti-
culièrement dans celles-ci, est devenue indispensable. Dès-lors l'état des citoyens et leurs
destinées se sont trouvé dépendre en grande
partie de l'officier de santé , ce qui reste à
faire au juge se bornant à appliquer les loix
aux décisions du premier. C'est ainsi que
sans l'opération que fit Paré à un Allemand,
qui s'étoit coupé la gorge dans un accès de
frénésie, son domestique et son hôte, déjà
constitués prisonniers au Châtelet , auroient
eu peine à se justifier du crime d'assassinat
dont on les accusoit : ils ne durent leur vie
qu'à la réunion des parties divisées , qui mit
le blessé en état de parler, et de confesser
qu'il avoit lui-même attenté à sa vie.

Quelques passages tirés des livres , autrefois
distingués en sacrés et en profanes, prouvent
que , dès leur établissement , les loix de Société ont eu une liaison directe avec l'art de
guérir. On lit dans l'Exode (1), que si , dans
une rixe, quelqu'un frappe une femme enceinte , ensorte qu'elle avorte , le coupable
payera des dommages et intérêts , autant que

____

(1) Cap. XXI, vers. 22 et 23.

le mari en demandera , et que les arbitres , *arbitri* , en accorderont ; le même texte porte , que si la mort de la femme est la suite de ces sévices , le coupable sera puni de mort , *reddet animam pro animâ* , suivant l'expression latine. Il est évident que le mot *arbitri* ne peut désigner que les gens de l'art, parce qu'eux seuls pouvoient juger de la gravité de la blessure , et de la peine qui doit être proportionnée au délit.

On trouve dans le Deutéronome (1) et dans la Genèse (2) , des détails sur la virginité , sur l'adultère , etc. Ce qu'on lit dans différens auteurs sur la lèpre chez les anciens , est également fondé sur les devoirs réciproques des médecins et des juges. Diodore de Sicile cite une loi des Egyptiens , qui défendoit aux médecins de traiter les maladies d'une manière différente de celle décrite , dans les livres avoués et reconnus pour authentiques. Athénée nous apprend que Zaleucus, fameux législateur des Locriens (3), et qui vivoit cinq cents

---

(1) Cap. XXII , vers. 20 et seq.

(2) Cap. XXXVIII , vers. 8 et 9.

(3) Ce législateur étoit , dit-on , si jaloux des loix dont il étoit auteur , qu'il ordonna que quiconque voudroit y changer quelque chose , seroit obligé , en proposant la

ans avant l'ère chrétienne, avoit fait une loi qui infligeoit la peine de mort aux malades coupables de désobéissance envers leur médecin. Il n'échapperoit peut-être pas un seul malade, si de nos jours cette loi étoit en vigueur. Mais Élien qui, dans ses histoires, n'est le plus souvent que le copiste ou l'abbréviateur d'Athénée, dit seulement que Zaleucus défendoit le vin aux malades, sous peine de mort, à moins que le médecin ne l'eût ordonné.

Un fait rapporté par Diodore de Sicile, démontre plus directement la liaison de la jurisprudence et de la médecine. Dans l'armée d'Eumènes, capitaine grec, l'un des plus dignes successeurs d'Alexandre le Grand, il se trouva deux femmes indiennes, qui, suivant la loi de leur pays, voulurent être brûlées après la mort de leur mari. Mais on ne permit pas qu'elles mourussent, sans avoir auparavant été visitées par des matrones ou sages-femmes, pour connoître si elles n'étoient

---

nouvelle loi, d'avoir la corde au col, afin d'être étranglé sur-le-champ, au cas que l'ancienne loi valût beaucoup mieux que la nouvelle. Diodore de Sicile attribue la même chose à Charondas, législateur des Sybarites.

pas enceintes : l'une des deux fut condamnée
à vivre , parce qu'elle se trouva enceinte. Elle
en fut au désespoir , et Diodore dit qu'elle re-
garda ce jugement des chefs de l'armée ,
comme le plus grand affront qu'elle pût es-
suyer (1).

Le fait suivant seroit encore plus con-
cluant, s'il étoit bien constaté. On le lit dans
les questions hébraïques de S. Jérôme , sur la
Genèse. Il le cite comme tiré d'un livre d'Hip-
pocrate (2). Schulzius , savant professeur en
médecine à Hall , le rapporte dans sa collec-
tion d'histoires et de dissertations médicinales.

Un médecin appellé auprès d'une femme
qu'on étoit sur le point de punir comme adultère , parce qu'elle étoit accouchée d'un enfant, qui ne ressembloit ni à elle, ni à son
mari, la disculpa aux yeux des juges , en dé-
couvrant un tableau qui étoit dans la chambre où elle couchoit , et qui représentoit un
enfant presque tout-à-fait ressemblant à celui
dont elle étoit accouchée. Voilà au moins la

---

(1) Bibliothecæ historicæ Libri , lib. XIX , p. 679 ,
édit. in-fol. de 1604.

(2) Ce livre est perdu sans doute : car ce fait ne
se trouve dans aucun endroit des œuvres d'Hip-
pocrate.

preuve que chez les Grecs on attribuoit beaucoup d'influence à l'imagination des femmes
enceintes. Long-tems auparavant, avant même
l'ère chrétienne, on croyoit également à la
force de l'imagination des animaux femelles,
ce qui paroît prouvé par le moyen que rapporte Moyse et qu'employa Jacob pour se
procurer un plus grand nombre d'agneaux
tachetés de diverses couleurs, qui devoient
être la récompense des services qu'il avoit
rendus à son beau-père. L'anecdote citée par
S. Jérôme, fait présumer qu'en Grèce, les
juges, dans certains cas, profitoient des ob-
servations et des lumières des physiciens et
des médecins, et que même, ils les consul-
toient, avant de prendre une décision.

Galien, qui vivoit deux cents ans avant
S. Jérôme, raconte dans le livre : *De The-*
riacâ ad Pisonem, un fait qui paroît être le
même ; mais il ne dit pas que l'affaire ait été
portée à un tribunal. Si une pareille cause
eût eu lieu dans le siècle précédent, l'accusée
eût trouvé un ardent défenseur dans le Père
Mallebranche ; car on sait que, bien persuadé
de la force de l'imagination des femmes enceintes sur le fétus, il recueillit pour le prou-
ver, tous les faits dont il put avoir connoissance, et qu'il employa pour les expliquer,

les argumens de la plus subtile métaphy-
sique.

Voilà en général à quoi se réduit l'application des loix grecques à la médecine légale. Si
des Grecs nous passons aux Romains, nous
trouvons leurs loix bien plus souvent en con-
currence avec la médecine. A Rome, dès les
premiers tems de la République, après un
homicide, ou une mort imprévue et subite,
lorsqu'on avoit des soupçons, on laissoit le
cadavre exposé quelque tems aux yeux du
public, afin que chacun pût l'examiner à loi-
sir, pour découvrir les indices du genre de
mort, s'il y en avoit. Suétone nous apprend,
dans la vie de Jules-César, au sujet des vingt-
trois blessures qu'il reçut dans le Sénat,
qu'une seule fut jugée mortelle, au rapport
du médecin Antistius, et que ce fut celle qui
pénétra entre la première et la deuxième
côte. Tacite, dans ses Annales, remarque
bien que l'examen du cadavre homicidé étoit
ordonné par les loix; mais en parlant de la
mort de Germanicus, qu'on soupçonnoit avoir
été empoisonné par Pison, il ne dit pas si le
corps fut examiné par des gens de l'art : il dit
seulement qu'avant d'être réduit en cendres,
il fut exposé à la vue de tous les citoyens
dans la place publique d'Antioche. Il fau-

droit conclure delà, si le fait de l'examen du cadavre de Jules-César ne prouvoit le contraire, qu'en général cet examen étoit abandonné à l'opinion publique, lors même du soupçon d'assassinat.

Au surplus, on peut consulter à ce sujet Gerike, prof. allemand, qui a publié en 1759, à Helmstad, une dissertation latine sur cet usage constamment observé chez les Romains. On connoit en outre leurs loix *de custodiendo partu, de inspiciendo ventre.* « Que trois sages-femmes bien instruites, est-il dit dans celle-ci, pleines de probité, que vous choisirez, vous préteur, examinent attentivement la femme soupçonnée grosse, et si deux d'entr'elles rapportent qu'elle l'est, il y sera fait droit, ainsi que de raison, *pro ratione statuatur* ». Le co de Justinien, que par la suite tous les gouvernemens ont adopté, renferme beaucoup de décisions relatives à la médecine légale, telles que celles qui ont rapport au vrai tems de l'accouchement, à la garde et à la surveillance de la femme grosse, pour éviter la supposition de part posthume, celles relatives aux privilèges, devoirs et fonctions des médecins, aux récompenses ainsi qu'aux punitions qu'ils peuvent mériter.

Nos ancêtres, les Gaulois, ont laissé peu

de monumens sur la médecine légale : mais
ce qui nous reste à ce sujet, prouve au moins
qu'ils étoient très-attentifs dans le choix de
ceux qu'ils appelloient, en qualité d'experts,
pour faire un rapport quelconque. Charle-
magne en a bien connu la nécessité dans plusieurs cas, pour asseoir un jugement. Nombre
des capitulaires de ce grand prince contien-
nent des détails précieux sur la qualité des
preuves physiques et précises, d'après les-
quelles les magistrats de concert avec les
médecins doivent juger. Les coutumes de
l'ancien régime, telles que celles d'Anjou,
du Maine, exigent pour les visites médicinales prudes gens, non suspects, avec des
jurés savans et connoisseurs en telles choses.
L'avocat Prévost dans son ouvrage publié
en 1753, et qui a pour titre : *Principes de
jurisprudence sur les visites et rapports
judiciaires des médecins, chirurgiens, apo-
thicaires et sages-femmes*, rapporte que dans
les assises de Jérusalem, dont il porte l'origine au onzième ou douzième siècle, il est
dit, en langage du tems : « celui qui a reçu
un coup apparent doit dire au seigneur en sa
cour : sire, faites voir le coup ou les coups
que tel m'a faits : alors le seigneur com-
mande à trois hommes d'aller voir les coups,

et de lui faire leur rapport ». L'usage des rapports en chirurgie, bien circonstancié dans
les lettres-patentes d'avril 1350, relatives aux
maires de la ville de Rouen, est en outre
prouvé par le fait suivant, qui est antérieur.

En 1336, le comte de Montecuculli, qui
fut écartelé en présence de François Ier.
et de toute sa cour, comme coupable d'a-
voir empoisonné le dauphin, ne subit ce
supplice, que sur le rapport des médecins
et des chirurgiens qui ouvrirent le cadavre,
et déclarèrent que ce prince avoit avalé de
l'arsenic. Voltaire, dans son Dictionnaire
Philosophique, au mot *Supplice*, s'élève for-
tement contre cette déclaration des chirurgiens, qu'il traite d'ignorans, et qu'il accuse
de n'avoir dit que ce qu'on a voulu qu'ils disent. Il soutient, et ses preuves paroissent
très-plausibles, que l'empoisonnement n'a pas
eu lieu, et que le Dauphin est mort d'une
pleurésie, provenant de ce qu'après s'être
beaucoup échauffé à jouer à la paume, et
étant tout en sueur, il a bu de l'eau glacée.
« Je voulus savoir, dit Voltaire dans une
» lettre à Capperonier, si ce Montecuculli,
» que nous appellons mal à propos Montecu-
» culli, accusé par des médecins ignorans
» d'avoir empoisonné le Dauphin français,

» parce qu'il étoit chimiste, fut condamné par
» le Parlement ou par des Commissaires, ce
» que les historiens ne nous apprennent pas.
» Il se trouve qu'il fut condamné par le Con-
» seil du Roi. J'en suis fâché pour Fran-
» çois I (1).

C'est sur-tout dans la fameuse ordonnance
de 1670 sur les matières criminelles, le fruit
des lumières et des conférences des plus ha-
biles jurisconsultes de ce tems là, qu'on
trouve détaillés les cas les plus fréquens qui
exigent le concours de la médecine avec la
jurisprudence. Le titre V de cette ordonnance est intitulé : des rapports des médecins et des chirurgiens : l'article 25 du titre
XXV, ordonne la visite de la femme qui,
après avoir été condamnée à mort, décla-
rera qu'elle est enceinte. A cet égard,
comme de tous tems, et sur - tout dans
ce siècle, on a reconnu qu'il étoit très-diffi-
cile, pour ne pas dire impossible, de s'assurer d'une grossesse commençante ; comme on
a craint aussi, en la niant, de commettre, si
elle avoit lieu, un véritable assassinat, la vi-

____

(1) Œuvres de Voltaire, tom. IX de sa Correspon-
dance générale, pag. 487.

site a toujours été ordonnée et faite ; d'ailleurs , dans l'incertitude, ne vaut-il pas miéux différer de quelques mois l'exécution du jugement, que de courir les risques d'étouffer un enfant dans le sein de sa mère ? Il est vrai que la déclaration de grossesse est un moyen pour prolonger leur vie, que des femmes coupables ont souvent employé ; mais c'est aussi un moyen qui a été sagement suggéré à des femmes innocentes , et qui a quelquefois réussi. Tout le monde sait que c'est à cette déclaration , quoique fausse, que la fille Salmon , innocente du crime dont on l'accusoit , a dû , il y a environ douze ans , la conservation de sa vie.

Tous les médecins conviennent que trois sujets principaux jouent un rôle important dans la partie physiologique de la médecine , savoir ; la vie , la santé , et les fonctions qui constituent l'économie animale. Il n'est pas rare qu'il se présente en justice , sur ces trois sujets , certaines difficultés qui donnent lieu à des jugemens civils , criminels , et même politiques. Outre les différens degrés de la vie , qu'on appelle âges , et qui fournissent tous les jours des points de controverse médico-légale, il est d'autres circonstances particulières, desquelles naissent à juger des questions non

moins

moins épineuses. Tel seroit le cas où , à l'oc-
casion d'un incendie, d'une inondation, d'une
destruction opérée par la foudre , plusieurs
personnes seroient en même tems frappées de
mort. L'application des loix civiles peut alors
exiger qu'il soit constaté , lequel des individus , frappés de mort , a péri le premier ou le
dernier, ce qu'on ne peut décider positive-
ment , que d'après les connoissances anato-
miques et physiologiques, et d'après le genre
de mort.

Le médecin appellé et consulté dans ces
cas par la justice, motivera son opinion sur
l'âge, les forces apparentes , la constitution
extérieure des sujets pendant leur vie, ce
qui lui fera présumer que le plus foible et le
plus jeune est mort le premier. Mais si dans
deux sujets frappés à différens âges, il a la
certitude que le plus jeune étoit le plus foible, et le plus âgé le plus fort, comment entre
l'âge et la foiblesse décidera-t-il lequel des
deux individus aura plus long-tems lutté
contre la mort ? C'est une question qui jadis
a beaucoup embarrassé Zacchias ; et après
avoir bien balancé les raisons pour et contre,
il a fini par décider que la foiblesse doit
l'emporter sur l'âge , pour assurer la priorité
de la mort.

B

De même dans un accouchement, si l'enfant et la mère ont péri en même tems, le juge vous appelle et vous demande, laquelle des deux morts a précédé? Déciderez-vous alors avec la Chambre Impériale de Wezflar, et prononcerez-vous comme elle, que la mort de la mère a dû précéder celle de l'enfant, non-seulement parce qu'il est à présumer que les douleurs de l'accouchement ont dû beaucoup affoiblir la mère, mais encore parce que l'enfant n'a pu périr qu'après avoir été privé, par la mort de celle-ci, de l'aliment qu'elle lui fournissoit? Malgré la décision de la Chambre Impériale, et quoique Zacchias soit du même avis, nous croyons qu'il peut y avoir des circonstances et des signes, qui portent à embrasser une opinion contraire.

Quoi de plus difficile encore à juger, après certains accouchemens, que la question, si un enfant est venu au monde vivant ou mort, quoiqu'en naissant il ait annoncé tous les signes qui caractérisent la mort. De la décision à ce sujet, dépend pourtant, dans quelques pays, la fortune ou la ruine du mari, lorsque la femme est morte en même tems. Il n'y a pas long-tems que nous avons eu une pareille question à traiter, le citoyen Portal et moi.

Il arrive dans l'économie animale certains effets qui étonnent le physicien, et même le médecin, parce qu'il leur est souvent difficile de deviner les causes de ces effets, encore plus de les prévenir, ou d'y remédier. De ce genre sont les combustions humaines et spontanées (1), c'est-à-dire cet embrasement, cette incinération des parties du corps humain qui arrivent subitement, et auxquels on attribue pour cause principale l'abus des liqueurs spiritueuses, quoique cet accident puisse avoir lieu par d'autres causes.

Ce phénomène n'est pas moins intéressant à connoître pour la justice criminelle que pour l'histoire naturelle, parce qu'un injuste soupçon peut tomber sur un innocent. Qui ne frémira en lisant l'histoire de ce malheureux habitant de Reims, dont parle Lecat dans son mémoire sur les incendies spontanés? Après avoir perdu sa femme par l'effet d'une combustion humaine, cet infortuné étoit prêt à périr sur l'échafaud, injustement condamné par des juges ignorans, ou plutôt par l'ignorance des gens de l'art qui furent ap-

____

(1) Voyez l'excellent essai du citoyen Lair sur les combustions humaines produites par un long abus des liqueurs spiritueuses; in-12; an VIII, 1800.

pellés, et qui ne surent pas distinguer une combustion spontanée de celle intentionnelle.

C'est une vérité, dont malheureusement il faut convenir, et qui ne sauroit être trop répétée : la police n'est pas assez attentive sur le choix des officiers de santé qu'elle appelle pour constater les cas où il y a lésion, ou même perte de la vie : ces visites, en général, ont lieu plutôt par usage, que sous les rapports d'utilité, et dans la vue d'éclaircir et de connoître la cause du délit. Doit-on être surpris, d'après cela, que la médecine légale offre encore tant d'incertitudes ?

D'après la nécessité et l'utilité de la médecine légale, bien prouvée par ces faits, on aura peine à croire que cette science n'a cependant jamais été, dans l'ancien régime, le sujet de l'enseignement public, pas même celui d'un examen dans les épreuves que subissoient les candidats pour l'exercice de l'art. Il y a plus, c'est qu'excepté quelques médecins et chirurgiens, que des circonstances particulières ont engagés à traiter isolément quelques points légaux, aucun ouvrage n'a été composé *ex professo* sur cette matière : car on ne regardera pas comme tels les traités des rapports d'Ambroise Paré, de Legendre, de Biegny et de Devaux, ouvrages très-défectueux et très-éloignés des connoissances actuelles. On sera encore bien plus étonné, si on réfléchit sur l'espèce des gens qui remplissoient les fonctions médico-légales. C'étoient à la vérité des médecins, des chirurgiens : mais ils achetoient cet exercice, qui étoit pour eux un privilège exclusif. C'étoient des espèces de monopoleurs, plus riches la plus part en argent qu'en science, qui décidoient de la fortune, de la vie et de l'honneur des citoyens. L'institution de ces charges vénales remonte au règne de Louis IX. Un édit de Louis XIV du mois de février 1692 a fait des rapports en justice un objet de finance.

Cependant, comme les plus grands abus n'entraînent pas toujours des calamités, on a vu quelques-uns de ces rapports fournir aux magistrats des lumières qui ont éclairé leur religion, et sauvé des innocens. Je citerai en preuve le rapport de Pigray, chirurgien de Henri III, et acquéreur de l'office de juré aux experts. Il s'agissoit de quatorze personnes, tant hommes que femmes, *qui étoient*, dit Pigray, *appellantes de la mort, étant accusées de sorcellerie.* Son rapport leur sauva la vie. Si tous les gens de l'art consultés par les juges eussent été des Pigray, nous n'aurions pas à gémir sur le triste sort de tant de victimes, qui ont été sacrifiées pour des crimes imaginaires, et même impossibles.

La réforme de l'abus de ces charges vénales et autres, ne date que du règne de la liberté : la convention, par son décret du 14 frimaire an III, rendu d'après les vues et le travail d'un de ses membres, le célèbre Fourcroy, conseiller d'état, porte qu'il y aura dans les trois Écoles de Médecine que ce décret établit, un professeur chargé spécialement de l'enseignement de la médecine légale.

Ce n'est pas ici le lieu de traiter des qualités requises, dans l'homme de l'art, pour bien faire un rapport en justice. Elles sont très-bien détaillées dans l'ouvrage sur la médecine légale du cit. Foderé, qui a paru il y a à-peu-près un an (1). Je ferai seulement la remarque, que le jugement de l'expert

____

(1) Cet ouvrage est très-érudit ; mais après l'avoir lu avec beaucoup d'attention, nous avons cru voir qu'il ne remplit pas tout-à-fait son objet. Il contient plusieurs discussions étrangères à la médecine légale. L'auteur n'a pas toujours puisé dans les meilleures sources, et nous ne craignons pas de trop avancer, en disant qu'un ouvrage exact et complet sur la médecine légale est encore à faire.

tient souvent à de très-légères circonstances, comme le prouve le fait suivant.

Le 10 novembre 1788, je fus chargé par la municipalité de Paris, de visiter un porteur de charbon, qui, à la suite d'une rixe avec un de ses camarades, avoit reçu plusieurs coups et contusions en différentes parties du corps, et notamment à la poitrine, où il disoit souffrir de grandes douleurs. Il étoit au lit lorsque je le visitai, et se plaignoit d'un violent point de côté, avec crachement de sang. Effectivement, les crachats, qu'il lançoit avec assez de force contre la muraille, paroissoient très-épais et teints en rouge. L'état du pouls du blessé, son physique extérieur me firent soupçonner qu'il exagéroit beaucoup sa maladie : j'eus même des doutes sur ses crachats. Je revins le voir au bout de deux heures, sans qu'il m'attendît : je voulus alors le faire cracher ; il refusa obstinément, en disant que le crachement de sang étoit cessé. Pour éclaircir mes soupçons, j'examinai attentivement avec une lumière les crachats, dont l'empreinte étoit encore sur la muraille, et je fus bientôt convaincu qu'ils n'étoient que l'effet de la pulpe de pruneaux noirs, que le malade mâchoit quelque tems, et qu'il jettoit ensuite avec sa salive. Je le forçai d'avouer sa supercherie, et de convenir qu'il en avoit usé pour faire croire son état plus fâcheux qu'il n'étoit, et pour obtenir de son adversaire une indemnité plus forte.

Quand on fait réflexion sur la nécessité indispensable d'un rapport dans les procédures criminelles, quand on considère combien cet acte devient intéressant, 1°. au juge pour éclairer sa religion et tranquilliser sa conscience ; 2°. aux accusés pour sauver leur honneur et souvent leur vie, lorsqu'ils sont innocens ; 3°. au public même pour le maintien de l'ordre social : quand enfin on songe combien la rédaction d'un tel rapport exige de connoissances et d'attention, on est disposé à croire que des loix ont fixé les règles les plus sûres, établi les précautions les plus sages pour prévenir la défectuosité de ces actes judiciaires, et empêcher les funestes effets de leur inexactitude. La raison, l'humanité disent que ces loix doivent exister : cependant le fait est qu'elles n'existent pas, en sorte que, dans le cas où il s'agit de l'honneur, quelquefois même de la vie d'un citoyen, le rapport d'un seul homme qui, quelqu'instruit qu'on le suppose, est encore sujet à l'erreur, est presque la seule loi qui règle la

décision de la justice, tandis que pour valider
un acte civil, qui intéresse tout au plus la
fortune, on exige la signature de deux hommes de loi, souvent même celle des témoins.

Un des cas les plus importans et des plus
délicats à traiter de la médecine légale, c'est
celui qui a trait à l'infanticide.. On connoît
l'édit de Henri II de 1556, qui condamne
à la mort toute fille convaincue d'avoir celé
sa grossesse et fait périr son fruit. Mais cet
édit ne pouvoit, comme l'observe judicieu-
sement le criminaliste Lacombe, avoir son
exécution, s'il paroissoit, par le rapport des
chirurgiens, que l'enfant n'étoit pas venu à
terme, ou étoit né mort. La sévérité de cet
édit n'admet aucune distinction : cependant
il y en a de très-grandes à établir. Une fille
devenue mère, encore plus par libertinage
que par foiblesse, accouche en secret, et sa-
crifie le seul témoin qui peut constater son
crime : voilà la véritable coupable, parce que
ce meurtre est l'effet d'un dessein prémédité ;
mais regardera-t-on comme également coupable, celle qui, victime d'une séduction
préparée et opérée avec art, trompée par des
promesses que son ingénuité lui a fait regarder
comme sacrées, devient grosse, et est surprise
par les douleurs de l'accouchement, au mo-

ment où elle s'y attendoit le moins ? Ne sachant, dans l'égarement de ses sens, ni ce qu'elle doit faire, ni ce qu'elle fait, elle accouche presque sans connoissance, et son enfant périt par défaut de soins. Mérite-t-elle donc, cette malheureuse, d'être traitée comme celle qui a détruit sciemment et à dessein son fruit ?

Est-elle encore véritablement coupable, celle dont l'enfant ou naît mort, ou meurt en naissant, après qu'elle a pris toutes les précautions qu'exige la prudence pour lui conserver la vie ? Cependant ces deux infortunées, surprises au moment de l'accouchement, deviennent justiciables des tribunaux criminels : en vain l'une atteste-t-elle à la justice que son enfant est né mort ; en vain l'autre nie-t-elle qu'elle ait en aucune manière attenté à ses jours : on ne les croit pas ; on les incarcère, et toutes deux subiroient la peine de mort décrétée par l'édit d'Henri II, si la médecine légale ne venoit pas à leur secours. Le juge interroge l'homme de l'art, et lui demande s'il y a des signes certains pour connoître qu'un enfant est né vivant ou mort. L'expert consulte les auteurs ; il tente des expériences, et il hésite encore à prononcer, parce qu'il ne fait qu'entrevoir la vérité, parce qu'il sait qu'il faut tant de preuves morales et physiques pour constater l'infanticide, qu'il est plus facile à l'accusée de se défendre de ce crime, qu'aux juges de la convaincre. Nous avons recueilli sur ce sujet des faits, dont le récit étonneroit par leur singularité. Je me contenterai de citer le suivant; il est tiré du dictionnaire philosophique de Voltaire, au mot *Supplice*.

« C'est sur quoi, dit ce grand homme, je
» veux vous conter ce qui vient d'arriver dans
» la capitale d'une sage et puissante républi-
» que, qui, toute sage qu'elle est, a le mal-
» heur d'avoir conservé quelques loix barba-
» res de ces tems antiques et sauvages, qu'on
» appelle le tems des bonnes mœurs. On trouve
» auprès de cette capitale un enfant nouveau-
» né et mort : on soupçonne une fille d'en être
» la mère : on la met au cachot, on l'inter-
» roge : elle répond qu'elle ne peut avoir fait
» cet enfant, puisqu'elle est grosse : on la fait
» visiter, par ce qu'on appelle si mal-à-propos
» des sages-femmes, des matrones. Ces imbé-
» cilles attestent qu'elle n'est point enceinte,
» que les vidanges retenues ont enflé son
» ventre. La malheureuse est menacée de la
» question. La peur trouble son esprit : elle
» avoue qu'elle a tué son enfant prétendu :

» on la condamne à la mort : elle a le bon-
» heur d'accoucher au moment où on lui lit
» sa sentence ». Un rapport lumineux fait par
notre collègue Chaussier, dans un cas semblable, a sauvé, en 1786, la vie à une malheureuse fille, déjà condamnée à périr par un
premier jugement.

La mortalité ou non-mortalité des plaies
donne souvent lieu à des rapports qui déci-
dent du degré de punition que mérite celui
qui en est l'auteur ; l'homme de l'art est
alors le véritable juge. Cette distinction n'é-
toit pas inconnue aux anciens. Un des historiens de la guerre de Troie raconte que
dans un combat, entre Achille et Penthe-
silée, reine des Amazones, qui étoit venue
au secours de Priam, cette reine fut renver-
sée par Achille qui, en levant son casque
pour lui couper la tête, fut frappé de sa
beauté, et voulut lui conserver les jours. Il en-
voie chercher Machaon, espérant qu'il ren-
dra la vie à une femme, dont il est éperdue-
ment épris. Machaon arrive, examine la
plaie faite par la lance d'Achille et déclare
qu'elle est mortelle. Son jugement fut con-
firmé par la mort qui survint peu d'heures
après. On savoit donc déjà alors distinguer
la mortalité des plaies faites par des flèches,

des traits ou des lances. L'art en avoit donc déjà recueilli les signes.

En voici une nouvelle preuve. L'an 578, avant l'ère-chrétienne, et de Rome la 176e., Tarquin est assassiné par un coup de hache sur la tête : le fer reste dans la plaie. Tanaquil sa femme, qui vouloit placer son gendre sur le trône, cache durant quelques jours la mort de son mari. Elle se montre à une fenêtre, et dit au peuple : « Ne soyez pas in- » quiet, le roi est tombé dans l'assoupisse- » ment par le coup qu'il a reçu, le fer n'est » pas entré profondément, la plaie a été visi- » tée, le sang a été étanché, tout est en bon » état (1) ». Par qui la plaie a-t-elle été visi- tée ? par des médecins, sans doute. Par qui le sang a-t-il été étanché ? par des médecins. Qui en pareil cas pouvoit juger du bon ou du mauvais état de la blessure ? des médecins, des hommes experts dans le traitement des plaies. L'historien n'emploie pas, à la vérité, le mot *Medicus* : il n'en est pas moins prouvé par le discours de Tanaquil, qu'il y avoit alors à Rome des hommes en état de prononcer sur la léthalité des blessures, quel que

---

(1) *Inspectum vulnus, obsterso cruore, omnia sa- lubria sunt. Tite-Live, livre I, cap. 41.*

fût le nom qu'on leur donnât : il n'en est
pas moins vrai que ces mots, *Inspectum vulnus*, qu'emploie Tite-Live, prouvent l'ins-
pection, la visite de la plaie, et le jugement
qui a dû s'ensuivre.

On auroit bien plus à gémir sur les obstacles toujours renaissans qu'oppose une criminelle industrie à la découverte de la vérité,
dans la plupart des questions, pour l'éclaircis-
sement desquelles la justice a recours aux lumières du médecin, s'il ne trouvoit pas dans
ses connoissances, les moyens de vaincre ces
obstacles. Aussi, quelque profonde que soit
l'obscurité dont le crime s'environne, elle ne
peut résister aux savantes et laborieuses per-
quisitions de l'homme de l'art éclairé : il sem-
ble même, que plus les coupables emploient
de moyens pour dérober la connoissance de
leurs forfaits, plus la médecine, à l'aide sur-
tout du flambeau de l'anatomie, a de res-
sources pour démasquer et confondre l'im-
posture. En voici la preuve.

En 1728, une des premières dames de la
cour de Sardaigne avoit soupé tranquillement
avec son mari, qui jouissoit d'une parfaite
santé : ils se couchent dans le même lit. Le
lendemain matin, le mari est trouvé mort, et
sa femme paroît au désespoir. On ordonne la

visite du cadavre. Trois experts la font, et ne
découvrent aucun signe, aucune marque, dans
toute l'habitude du corps, qui dénonce une
mort violente. L'ouverture des trois grandes
capacités ne leur donne pas plus de lumières
sur la cause de la mort, qu'ils attribuent dans
leur rapport à un coup de sang. Le gouverneur de Turin, ami du défunt, eut des soupçons : il crut qu'un nouvel examen du cadavre les éclairciroit. Il le fait visiter de nouveau, à l'insu de la femme, par son chirurgien
en qui il avoit toute confiance, et qui la mé-
ritoit par son habileté. L'examen le plus at-
tentif de tout l'extérieur, et de toutes les parties intérieures ne lui avoit rien fait découvrir
qui annonçât une mort violente, lorsqu'en
examinant de nouveau le cœur, il apperçut à
la face interne du ventricule droit un trou
léger, mais bien distinct, qu'il jugea n'avoir
pu être fait que par un corps pointu. Un stilet
introduit avec ménagement dans ce trou, tra-
versoit le ventricule de part en part. Il examine
alors avec soin la partie de la peau qui répond à cet endroit du cœur, et il y découvre
un trou semblable, que l'embonpoint naturel
du sujet avoit presqu'entièrement effacé à
l'extérieur. Cette découverte, dont il fit part
au gouverneur, donna lieu à l'arrestation de

la femme, qui avoua qu'elle avoit fait fabri-
quer exprès une épingle d'or très-piquante et
très-longue, dont elle s'étoit servie pour per-
cer le cœur de son mari dans son premier
sommeil. J'ai lu quelque part qu'une femme
aussi scélérate a tué son mari en lui versant
dans l'oreille, pendant qu'il dormoit, du
plomb en fusion.

La vérité, que nous cherchons quelquefois
bien loin, est très-près de nous, et n'attend
pour se montrer, que le moment où nous jet-
terons les yeux sur ce qui nous environne.
C'est en interrogeant la nature sur le fait même
qu'on cherche à expliquer, c'est en dissipant
l'illusion des causes étrangères qu'on lui avoit
jusqu'alors attribuées, qu'on parvient à la découverte de sa véritable cause. C'est ainsi
qu'un des plus célèbres chirurgiens de nos
jours, *Louis*, dont les consultations légales
ont arraché nombre de victimes à la mort ou à
l'ignominie, a exposé dans le plus grand jour
la vraie cause de la mort des noyés, cause qu'il
est bien essentiel de connoître, pour juger si
celui dont on retire le cadavre de l'eau, y a
été jetté vivant, ou mort.

L'empoisonnement soit volontaire, soit forcé, fournit souvent l'exemple d'obstacles, d'autant plus difficiles à vaincre, qu'ils sont plus

cachés, par l'intérêt qu'ont souvent à les mul-
tiplier ceux qui nous entourent. Quelqu'as-
tuce qu'emploie, quelque précaution que
prenne, pour éviter même jusqu'au soupçon,
celui qui est coupable d'empoisonnement, il
redoute encore la visite de l'expert, et il s'ef-
force, par des discours adroits, par des insi-
nuations perfides, de lui dérober jusqu'aux
traces que le crime a pu laisser dans l'intérieur,
et que le scalpel anatomique peut faire découvrir. Ces traces peuvent, il est vrai, en impo-
ser. Un de nos plus savans et de nos plus res-
pectables collègues, le C. Sabatier, a reconnu
et prouvé que les sucs digestifs, devenus plus
actifs par la vacuité de l'estomac, agissent sur
la membrane interne de ce viscère, et y lais-
sent souvent des taches, qu'un examen super-
ficiel pourroit faire prendre pour l'effet d'un
poison corrosif. Des maladies internes et très-
malignes peuvent aussi produire les mêmes
taches dans l'intérieur de l'estomac, et les
faire confondre avec celles qui dépendent
d'un poison actif. On consultera avec fruit
sur ce sujet les savantes et judicieuses ré-
flexions de feu Sallin, médecin de la Faculté
de Médecine de Paris, *sur les phénomènes
qu'a présenté le cadavre du sieur Dela-
motte fils, empoisonné par Desrues, sur le*

procès-verbal qui en a été dressé, et sur les
effets de quelques poisons.

Dans le peu de cas de médecine légale
que nous venons de parcourir, il y a quelquefois des circonstances qui changent toutà-fait leur nature, ou plutôt leurs causes.
Ainsi la mort de l'homme le plus grièvement
blessé, peut ne pas dépendre de sa blessure :
ainsi la fille accusée d'avoir celé une grossesse peut n'avoir été qu'hydropique : l'enfant cru mort après sa naissance, peut avoir
péri dans le sein de sa mère : la submersion
peut être la suite d'un accident, d'un faux
pas : nous venons de dire quelque chose de
l'illusion des signes de l'empoisonnement.
Ainsi par-tout le malheur peut se montrer à
côté du crime : le grand mérite de l'homme
de l'art consiste alors à les distinguer l'un de
l'autre.

Dans le cas de suicide, autre embarras,
autre difficulté à vaincre. On cherche un criminel lorsque l'individu s'est lui-même détruit : on trouve, par exemple, un cadavre
suspendu, mais on ignore si la suspension et
la mort sont l'effet du suicide, ou de l'assassinat. Combien de fois hélas ! ces deux cas,
faute d'avoir été bien distingués, n'ont-ils pas
favorisé l'erreur, et conduit des innocens

à l'échafaud ? Vertueux Calas , peut-être respirerois-tu encore , si les experts, appellés pour visiter le cadavre de ton fils , avoient connu les signes établis depuis par le célèbre Louis , pour distinguer la suspension volontaire de celle forcée , la suspension accompagnée de l'étranglement , de celle qui n'a lieu qu'après l'étranglement ! La nature , la loi , la justice et la vérité, outragées par la sanglante condamnation de ce respectable vieillard , ont à-la-fois repris leurs droits par la réhabilitation de sa mémoire ; la Convention Nationale , par son décret du 29 brumaire de l'an 3 , a ordonné l'érection d'une colonne en marbre sur la place même, où le fanatisme a fait périr Calas , avec cette inscription : *La Convention nationale à la Nature , à l'Amour Paternel , à Calas victime du fanatisme.* Cette colonne , cette inscription , attesteront à la postérité la plus reculée , l'innocence du plus malheureux des pères.

9 782329 238654